AF403252

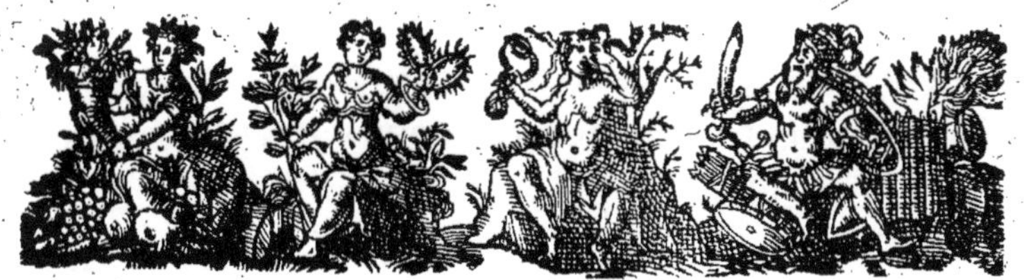

ADVIS DEFENSIF
du Iardin Royal, des Plantes Medecinales à Paris.

E feroit vne tres-grande merueille, fi le Iardin Royal des Plantes Medicinales que ie pourfuis eftoit bien receu par vn adueu general de toùs les hommes, & que l'œuure de fes parterres ne trouuaft du mefpris en leur inefgalité. Quoy qu'il deuance autant en vtilité tous les edifices qui l'ont precedé par le temps que la fanté vaut mieux que toutes les richeffes ; il n'eft pas pourtant ayfé que tant de fentiments diuers concourrent vnanimement à la recherche de ce qui eft iuftement louable; les belles & bonnes chofes ne font pas efgalement eftimees d'vn chacun ; l'enuie, la pefte des ames, eft trop puiffante pour le permettre, principalement en la faifon que nous refpirons; où le prix & le merite ne font en leurs fujets que pour fouffrir fa morfure; mefme de ceux qui veulent paffer pour tres-fçauants & fages.

Mais encore que ie ne puiffe acquerir la bonne grace de tous, fuiuant ce deffein ; ie ne laifferay pourtant

d'en continuer la culture, & mes mains pour cela ne
s'apefentiront à fon trauail : pluftoft encouragé par la
difficulté, mes forces s'accroiftront ; des plus rudes la-
beurs fe recueillent les plus riches moiffons, & de fur-
monter les trauerfes naift la gloire. Voire quand ie fe-
rois fi mol, que de me relafcher au defcry de ces Larues,
ie pourrois eftre redreffé pour continuer ma routte,
connoiffant que les vertus ont cela de propre, d'eftre
cheries des bons, & haïes des vicieux, & quelque efchet
que l'on leur donne, de n'eftre iamais terraffees. Et puis
ayant pour appuy la charité du Roy, & pour but le re-
ftabliffement des vegetaux en la Medecine ; ie peux ef-
perer (Dieu beniffant mon intention) que malgré ceux
qui voudroient empefcher le germe des plantes de ce
Iardin, qu'il fera bien veu des vertueux, & fleurira au
contentement des bonnes ames.

C'eft pour produire trois biens au commerce de la
vie, que la nonchalance laiffe derriere. 1 L'inftruction
des apprentifs de la Medecine, mefme des plus auancez
à fa practique, à la cognoiffance des principaux outils
de leur Art dés long temps negligez. 2 Que l'Art foit
plus fincerement & facilement practiqué. 3 Et que les
pauures accablez de la neceffité & des langueurs, y trouuent charitablement fecours à leur befoin.

Pour le premier, il n'y a perfonne qui ne fçache de
quelle efperance eft la Medecine, & ce que l'on attend
de fes Profeffeurs : l'on ne peut ignorer que l'effect ne
refpond pas aux promeffes, & que cela efchet, parce
que les inftrumens d'vn Art fi digne, font pour la meilleure part inconneuz ou negligez. Car depuis que les

Arts liberaux & mechaniques ont esté esgalement trai-
ctez par des mains mercenaires, plus auides du gain que
soigneuses d'illustrer ce qu'elles manioient , & qu'à la
mode des anciens Methodics, contre l'opinion du pru-
dent Hypocrates, l'on a estimé l'Art bref, & la vie assez
longue pour parfaire dix Cours à l'acquisition de sa
Maistrise: le trauail sans gain present a esté mesprisé , tel
que l'apprentissage continuel en la recherche des diuers
sujets necessaires à l'Augmétation & à la gloire de l'Art.
Plusieurs ont pésé, puis que la Medecine se practiquoit
tresfacilement , & auec grand profit, pour ses artisans,
par peu de plantes : que l'estude du surplus estoit inutil,
& que ce n'estoit qu'vne surcharge à leur Doctoralité,
voire des Maistres de cette boutique ont osé soustenir
que quatre vegetaux, chacun au plus haut degré de l'v-
ne des quatre differentes qualitez, estoiét suffisans pour
remedier à toutes les indispositions du corps humain,
fondant cette impertinente proposition sur la generale
maxime, que les contraires sont gueris par leurs contraires, que les maladies prennent leurs causes pour la
plus grande part de l'intemperie: qu'auec ces quatre ex-
tresmes contraires l'on peut faire tout temperament, &
des medicaments à toutes les infirmitez, que le reste est
superflu. Veritablement la pensee en est belle & bien
gentille, si elle se pouuoit accommoder à l'experience,
& à la nature des choses. Mais elle en est si eslongnee,
qu'elle paroist plustost vne caprice d'esprit, plus propre
à destruire l'Art qu'à le perfectionner. Ce sont voix &
paroles enfantees par des cerueaux alterez de trop longue lecture, ou ils s'amusent tant, qu'ils n'ont point d'es-

gard aux bonnes espreuues desquelles depend la Maistrise. Ils ne considerent pas, que quelque elegant que
puisse estre le discours, & tel chatoüillement qu'il puisse donner aux faciles oreilles, que iamais il n'approche-
ra de la douce satisfaction que reçoit vn malade par le
remede qu'vne main sagement artiste & guerissante
luy applique. Au premier il ne faut que des liures, les esprits cajoleurs butinent aysément de belles fleurs dedãs
ces parterres , & des fruicts semblables aux pommes
croissans sur le bord du lac Asphaltite, belles dessus, &
au dedans pleines d'vne legere poussiere, pour lesquels
ils pretendent meriter la couronne du laurier Apolinai-
re. Pour l'autre, il faut de bons effects : aussi la partie qui
les donne, circonspecte, vigilante & laborieuse imite le
figuier, elle les estalle sans apparat de langage, monstrãt
toute vertueuse que c'est auec raison que la iudicieuse
experience l'emporte de haute lute sur la cajolerie.
Mieux vaut vne seule experience (dit Auerrhoes) que
plusieurs telles raisons , & qui desnie le sens, merite de
bonnes peines sensibles. Toutesfois, comme il est plus
aysé de viure à l'ombre & au repos qu'en continuel trauail, aussi y a-til plus grand nombre de ces sçauants con-
templatifs, que de laborieux aux mains crasseuses. Galien, dont ils se disent enfans, les compare, apres Heraclides Tarentin, aux crieurs publics, lesquels reclamants
quelque chose perduë, la remarquent par toutes ses cir-
constances, quoy qu'ils ne l'ayent oncques veuë, & auroient de la peine de la connoistre si elle estoit deuant
eux. Vrais embaleurs des opinions d'autruy , philoso-
phes par liures, & de sorte sçauans, que s'il leur aduient

de prescrire quelque simple pour estaler leur suffisance,
ls de mandent en Hyuer ceux que le seul Esté fournit,
i & qui ne se peuuent garder seiches auec leurs vertus,
comme la Morelle, le Pourpied, & telles autres ; expo-
sant ainsi leur doctrine à la censure des Apotiquaires,
qui s'en mocquent.

C'est pour les oster de ceste raillerie, que ie desire
estaller à leurs yeux des plantes de toutes côditions, afin
que conuiez à leur deuoir, par vne tant excellente oc-
casion, ils viennent recognoistre ce qui perfectionne
l'Art, & le rend recommendable. Ne leur estant plus
necessaire d'aller visiter les montagnes, valees, campagnes, bois, prées & marests, pour cette necessaire estude:
ils en pourront facilement prendre le loisir sans crainte
des iniures de l'air, ny la perte de leur gain ordinaire. De
la sorte l'apprentissage leur sera tant aysé, que s'ils le ne-
gligent, auec raison leur en pourra-t-on faire reproche.
Non seulement ils rencontreront toutes les plantes que
nostre climat pourra naturellement ou par art esleuer,
mais encore vn Maistre pour leur monstrer. Personne
ne s'y peut rendre expert par la seule lecture des liures,
pour quelque assiduë qu'elle soit, mesme des meilleurs
autheurs, ainsi l'asseure ^a Mathiole, il les faut (dit-il) voir
& reuoir sur le pied, auec vn Maistre entendu & con-
sommé en leur recherche, les contempler & gouster és
diuerses saisons de l'an & de leur aage.

a En son epi-
stre sur le cõ-
mentaire de
Dioscoride.

Le second s'apperçoit par l'excellence des remedes,
de la practique du iourd'huy, lesquels sont escharsemét
compris en la saignee, au senné, & en quelque lauement
de son, pour toutes maladies: de sorte que faute de meil-

A iij

leurs medicaments maintes personnes sont conduites
au tombeau : principalement de ceux que l'industrie,
auec vn long temps & certaines saisons fournissent, cō-
me les eaux distillees, les sucs, les miues, les plantes en-
tieres, les racines, les fleurs, les fruicts, & les semences;
sans ceux que la docte curiosité & le soin des bons Maistres y a adioustez, tels que les sels, les essences, les esprits
brulans, & les acides. Car des vns la plus grande part des
Apotiquaires voyant que la Medecine est reduite à la
disette des remedes, en font & gardent si peu, que l'on
peut dire que ce sont de pauures boutiques. Pour les
autres que les desireux du bien ont trouuez, ils n'en
veulent prendre la peine, ou ne les sçauent pas preparer. Pour remede à ce deffaut, l'on les leur tiendra les vns
& les autres fidellement accommodez, & toutes les
plantes en vsage auec leurs parties, selon le Cathalogue
que ie presente, soit vertes en leurs saisons, ou seches en
autre constitution, apres auoir esté cueillies en aage &
temps conuenables, & ne donnera-ton les vnes pour
les autres, esuitant par ce moyen les maux que la paresse
& l'ignorance causent, la Medecine sera plus sincere-
ment practiquee.

Quant au troisiesme, il est à la veuë de tous, que les
pauures artisans, dont les mains à peine leur portent le
pain à la bouche, ne peuuent approcher les boutiques
des Apotiquaires qu'à leur confusion. Ceux qui en ont
esprouué le coust en apprehendent de sorte la rencontre, qu'ils eslisent plustost de hazarder leur vie, à la mer-
cy du temps, que d'y chercher des remedes. Les drogues
apportees des Indes & des autres parties du monde, sont

de grand prix, telles medecines ne font que pour les accommodez , & pour ceux qui mangent leur pain gras
fous leur figuier, ou à l'ombre de leur oliuier, comme
parlêt les fainctes lettres de l'homme ayfé. Il fe peut faire que de la cherté de tels medicaméts eft fortie la pen-
fee de quelques anciens peu charitables, que la Medecine n'eftoit que pour les feuls riches : ainfi le fils de per-
dition difoit que l'vnguent aromatique efpanché fur le
chef & aux pieds de fon Maiftre eftoit trop precieux
pour cet employ. Comme fi Dieu auoit moins de foin
de fon image au fein du mendiant, qu'en celuy que la
fortune careffe? Et comme fi tant de plantes particulie-
res à noftre climat & zenit eftoiét creées du Tout-puif-
fant & produites par la fage Nature inutilement, ou
pour les feuls riches? que les difetteux n'y euffent aucune part, & que l'vfage, s'ils le connoiffoient leur en fuft
interdit par les opulents? Ce ne font pas les herbes eftrá-
geres, rares, & de grand couft qui recellêt feules les principales vertus pour la guerifon, il y en a telle foulee en
la voye, mille fois plus efficacieufe, que celle que l'auare
Marchand par l'efperance de fon gain nous apporte de
loin & nous fophiftique. Plufieurs payfans le fçauent,
& le bien qu'ils conferét de ces domeftiques vegetaux
aux pauures malades, faiét qu'ils hochent la tefte fur les
Medecins, & fe rient des Apotiquaires. Sans courir l'vn
& l'autre pole, ny vifiter l'orient, & fans argent ils trouuent dedans nos campagnes, & fous leurs pieds, des plátes efgales en bonté, vertu, & effects aux plus efficacieu-
fes de ces terres efloignees dont ils fecourent l'indigent
trauaillé de maladies. Mille infirmitez , comme tignes,

galles, vlceres & autres langueurs, que la saleté, la disette, & vn mauuais soin leurs accueillent, y trouuent d'asseurez remedes : Mesme cette maladie tant ordinaire parmy les hommes, la Fiéure, & si inconnue en sa vraye cause, l'achoppement du Medecin luy estant ce que la quadrature du Cercle est au Mathematicien, & l'or-potable au Chimique, y puise plus de remedes qu'és boutiques, ces simples medicaments leur seront enseignez, & gratuitement donnez.

Que si quelque charitable demandoit, quel secours pouuez vous donner aux pauures malades auec ces simples medicaments ? ie luy repartiray, par le sentiment d'Arnaud de Villeneufue, ᵃ que qui peut medicamenter de simples remedes, en vain ou par tromperie cherche-til les conposez. Car tant plus il entre de simples en vn medicamét, & moins est-on certain de son effect. Ce n'est pas que quand la maladie est compliquee, qu'il ne faille vn remede de cette condition; mais il faut que ce soit par discretion & iugement; & puis la plus grande partie des maladies des pauures sont simples, leur disette ne permet pas que la crapule les leur augmente, & quand elles arriueroient compliquees, l'on leur en peut donner vn bon aduis.

Mais quoy que ces choses soient veritables, & qu'il soit grandement necessaire d'y donner ordre, par l'establissement du Iardin Royal des plantes Medecinales, nos enuieux ne laisseront pas de ietter en auant trois puissantes obiections pour alentir les bonnes volontez de ceux qui approuueront nostre dessein, & diront,

Que la Medecine s'est bien & heureusement practi-

quee

a Au liure des *Parab. des medicamens doctrine seconde. Aphorisme* 15. a & 13.

quée dedans Paris depuis plusieurs siecles par de tres-
doctes personnages sans vn tel Iardin.

Que les plantes ne sont pas seuls remedes à toutes les
indispositions: que les mineraux y ont grande part & y
sont employez auec de tres heureux succés.

Et que quand bien elles y seroient seules vtiles, que
pour cela ne se peuuét elles cultiuer icy comme és lieux
chauds, ainsi qu'à Montpellier, & que les plus asseurez
remedes de cette part viennét des Indes où ils croissent.

Ces obiections sont tres-pressantes; les hastifs se jette-
ront facilement dedans leur party ; parce qu'elles ont
vne grande apparence: mais s'ils nous font la grace d'at-
tendre nostre response: je me fay croire qu'ils penseront
tout autrement. Car à la premiere j'ay à dire, que si la
Medecine auoit esté si excellemment prattiquée dedãs
Paris , qu'il s'enfuiuroit que ses professeurs seroient
exempts de la honte de ce ridicul prouerbe, que les maladies terminées en ique leur font la nique: Et qui a du
Bugle & du Sanicle fait au Medecin la nique. Si la Medecine estoit montée au sueil de sa gloire, par la doctrine de ces grands hommes & sans les plantes, tant d'infirmitez estimées de la vulgaire prattique incurables, seroient elles sans remedes? les pourroit-on en bonne có-
science affirmer & voir de bien legeres maladies aban-
données par les plus sçauans de ces classes? Non asseurément elle n'est à son dernier periode, ny en preceptes,
ny en remedes, quoy que contre le bon sentimét d'Hypocrates, Galien ait eu opinion de l'auoir perfection-
née: quoy que disent encore ceux qui ont les bras croi-
sez aux descouuertes, elle n'a receu sa derniere touche,

il y faut le trauail de beaucoup de tres-excellentes mains
en la suitte de plusieurs siecles, & mieux cultiuer les plantes que l'on n'a fait pour fournir à sa prattique. Car ve-
ritablemét si toutes les plantes de nostre region estoiét
conneuës & nommées par les vertus dont Dieu les a
decorées, & que les Medecins les missent en vsage, la
Medecine seroit bien en vn autre lustre qu'elle n'est pas,
& les pauures malades plus fauorablement secourus. Et
puis tous les grands Medecins des aages passez & du
nostre, n'ont pas tous negligé cette belle estude; s'ils
n'ont eu des Iardins Royaux pour fournir facilement à
leur loüable curiosité, ils n'ont point apprehendé le trauail laborieux qu'ils ont esté, ils ont cherché par tous les
endroicts de la terre, où les a peu conduire la vigueur
de leurs aages, les diuers vegetaux dont ils nous ont laissé les histoires. Tels ont esté Mathiole, Fusch, Monard,
Lobele, Dodonée, Pena, Valere Corde, Castor Du-
rand, Tragé, Leonicer, Turnicer, De l'Escluse, Ges-
ner, Dalechamp, sans ceux qui n'ont eu le loisir de nous
laisser par escript leurs trauaux : comme le feu sieur de
la Riuiere premier Medecin de Henry le Grand, tres-
excellent en cette connoissance: j'ose aussi dire que feu
mon pere, que Dieu absolue, n'y estoit point mediocre-
mét entédu, son sçauoir a esté conneu dedans les Cours
des Roys & des Princes, & par nóbre de gés de bien: au
sentimét des plus doctes, il a esté iugé tres-bon Medecin
& tres-bon Simpliste. Ainsi les plátes ont trouué de rares personnages qui les ont cheries. Ainsi, dis-je, tous-
jours, la Medecine n'a esté dedans la disette des remedes
au milieu de la mesme fertilité de tous les siecles passez,

comme elle est ores, elle n'a de tout temps esté renfer-
mée de la doctrine des Ergotismes, ny si mal prattiquée
qu'elle est maintenant, que l'on l'exerce à guise des habits, à la mode, & de sorte que l'on peut demander
ainsi que cét Italien, le Seigneur tel est-il mort? ouy, a-
t'il pris vn lauement? ouy, a-t'il esté saigné? ouy, a-t'il
encore esté saigné de l'autre bras & son lauement reïte-
ré? ouy, a t'il esté saigné du pied droict? ouy, & puis du
pied gauche, & pris des juleps par interuale? ouy, ô bien
heureux, il est mort auec la methode de la Mode. Car la
saignée est ordonnée de iour à autre, voire du soir au
matin, comme les aposemes. La Medecine est bien tout
autre chose que cét Art sanguinaire de la mode, elle a
bien plus grande estenduë que des clisteres de son, &
d'autres preceptes que ces subtilitez pedentesques dont
elle est ores obcedée comme d'vn furieux demon. La
Nature sur laquelle elle est fondée est bien plus ample
que ne la considerent ceux qui la veulent regler au
terme de leur fantaisie, & la borner à la mesure de leur
capacité. Son Createur l'a doüée de tant de merueilles
cachées à nostre presumptueuse ignorance, que c'est à
nous vne tres-gráde temerité de croire en auoir atteint
la superficie. C'est pourtant l'erreur que nous commet-
tons, dés l'entrée de l'apprentissage, aux premiers &
simples rencontres, nous imaginons auoir penetré ses
entrailles & tout sçauoir. Mais bon Dieu quelle distan-
ce! Ce que nous pretendons comprendre est si petit &
chetif au respect de ce qui est caché & inconneu, qu'il
n'a aucune proportion, neantmoins nous nous y arre-
stons, bornant là nostre Maistrise.

B ij

A la seconde obiection, que les plantes ne sont pas les seuls remedes à toutes les indispositions, que les mineraux y ont tres-grande part, & sont employez auec tres-heureux succés pour la guerison des maladies. Ie reparts qu'encore que tous les ouurages de la Nature soiét objects de medicaments à la Medecine operatiue, qu'elle se serue de Mineraux entrailles de la terre, & des animaux: toutesfois les vegetaux tiennent le premier rang en son vsage; sa prattique a commencé par eux; & les infirmitez ont receu la premiere guerison de leurs vertus. Mesme auant qu'elle fust redigée en Art, maintes indispositiós ont esté combattuës par leurs proprietez; & comme ils sont les plus anciens aliments de l'homme, il y a de l'apparence que se sentant trauaillé de maladies, qu'il a plustost jetté son œil, & porté sa main sur les herbes ses familieres, cherchant en elles du secours, que sur les Mineraux que la terre luy receloit dedans son ventre, & que sur les Animaux desquels il n'auoit encore faict essay: au moins le Ciel protecteur de ses mouuemens, luy en pouuoit bien donner autant de connoissance qu'au reste des sensibles, veu le besoin qu'il en a, luy qui participe à toutes leurs infirmitez : estant Epileptique auec l'Elan & la Pie: vertigineux, auec le Mouton & le Bouc, souffrant la Squinancie auec le Bœuf: la Fiéure & la palpitation de cœur auc le Cheual & le Lyon , estant encore plus goutteux que tous les animaux salaces, plus graueleux que les oyseaux de proye, plus ladre que le Porc, le Pigeon & le Liéure, voire plus enragé que le Loup & le Chien. Car les brutes qui n'ont pour conduitte qu'vn instinct & vn iugement du sens, s'addressent sans autre instruction, aux Plantes propres à la cure de leurs maux, & s’en seruent heureusement à leur besoin. Mesmes les hommes ont appris l’vsage de quelqu’vnes d’elles. Les oyseaux de proye tirent volontiers l’Absinte, pour se refaire la mulette; Par eux ce croy-je, les Alemans se font instruicts de sa valeur; ils en composent vn vin pour prendre à l’entrée du repas, afin d’ayder à la digestion: Les mesmes oyseaux, principalement les Esperuiers, ont donné le nom à l’herbe surnommée de l’Esperuier, parce qu’ils en vsent pour s’esclaircir les yeux. La Belette a fait connoistre que la Ruë est excellente contre les venins. Les Arondelles cherchent la grande Esclaire pour la veuë, on la met en vsage pour mesme effet. Le Serpent se subtilie les yeux par le Fenoüil, reconnu pour oculaire. Le Cerf blessé mange le dictame, duquel on se sert pour les playes. Bref il y a tres-peu de bestes qui n’ayent recours à quelques plátes pour en tirer du soulagement, & pas vne d’elles n’vse des Mineraux: I’auoüe bien que l’homme plus artiste qu’elles, s’en sert; mais pourtant l’Art n’en est ny si conneu, ny tant certain que des plantes; & puis ce sont sujets tres-esloignez de sa nature; le hazard est plus ordinaire en leurs effets, que la raison; il faut de bons & iudicieux Maistres pour les approcher, preparer, & rendre familiers à la complexion humaine: là où les Vegetaux n’ont besoin de tant d’aparat, des-ja il en tire sa principale & plus saine nourriture, & sans eux difficilement peut-il viure: mesme des plus fascheux & sauuages l’Art a trouué les correctifs, & non tousiours des Mineraux, tesmoins les mauuais accidens escheus à ceux qui en ont trop librement & abandonnement vsé. Ie sçay que plusieurs proposent d'en tirer l'oyseau d'Hermes: neantmoins iusquesà maintenant personne ne s'est veritablement venté, ny par experience n'a monstré qu'il l'eust rencontré, non pas seulement la teincture du Soleil, quoy que leurs liures soient tous plains des receptes de telle prattique. Et quand il faudroit des Mineraux pour la Medecine, Ie dis qu'vn bon Artiste peut trouuer dedans les plantes ce qui luy fait besoin. Elles sont escloses de la terre, & beaucoup tiennent qu'elles viuent en partie de la resolution des Mineraux. Cela est assez receuable puis que d'elles on tire des Caustiques meilleurs que ceux des Mineraux, des Esprits acuts vulgairement nommez Eaux-fortes & de separation ayant vertu de dissoudre les plus solides Metaux, des sels, des essences ou huiles subtiles, des Baulmes, des Clissus, des Sangs, & autres œuures qui ne sont pas en la commune prattique, comprenant vne grande partie de ce que les Mineraux nous peuuent fournir, & que je peu monstrer, cela estant de mes trauaux & de mon experience.

A la troisiesme, que quand bien les plantes seroient si fort necessaires pour la Medecine, qu'elles ne se peuuét cultiuer icy comme és lieux chauds, ainsi qu'à Montpellier, & que les plus asseurez & esprouuez des vegetaux viennent des Indes où ils croissent. Ie responds que c'est vne tres-grande erreur de croire que nostre terre soit destituee des plantes necessaires à la guerison de ses maladies; c'est asseurément nommer la Nature marastre, & iniurier le Ciel en nostre ignorance, de vouloir que tant d'herbes, d'arbres & d'arbrisseaux soient sans vertu. Comme si Dieu en leur creation y auoit oublié

sa benediction, & ne leur auoit donné, ainsi qu'au reste
des produicts de la terre, des vertus contre nos maux. Il
ne se remarque pas que les fruicts & les semences du Leuant & du Midy nourrissent plus grassement leurs peuples, que celles du Septentrion leurs habitans. La proui-
dēce Diuine a voulu que chaque region eust dequoy
se satisfaire: Et de mesme que les plantes qui nous fournissent nostre pain iournalier sont tresbonnes, & nous
nourrissent tres-bien, semblablement celles qui seruent
à la Medecine sont esgalement efficacieuses à nos langueurs. Aussi sans aller chercher soubs des paralleles es-
loignez les drogues, parades des boutiques vsagers en
la guerissante, nous les trouuons dedans nos campagnes,
au frais de nos eaux, à l'ombre de nos bois, & soubs nos
pas, ayant la vertu de la Rubarbe, de l'Aloës, de la Casse,
du Senné, & des plus fines espiceries, voire la douceur
du Sucre. Le Frangula & la racine de la grosse Patience
valent la Rhubarbe, bien practiquee, les effects en sont
meilleurs: l'Absinte nous profite autant que l'Aloës, les
Prunes & le Nerprun, que la Casse & les Tamarins,
l'Empetrum & le Baguenaudier, que le Senné : nous
auons encore le grand Tithimal laurier, pour le Turbith,
& tiens que c'est le vray Turbit : de plus nous auons le
blanc & le noir Ellebore, le Concombre sauuage, la
Gratiola, le Bois-gentil, le Cabaret, l'Hieble, le Sureau,
les Catapuces, les Esules, & nombre d'autres plus propres à combatre les maladies, tant pour euacuer les deux
biles & la pituite, que pour purifier le sang, que tout ce
que l'vne & l'autre Inde nous peuuent fournir. Pour les
espiceries, la graine de Seneué preuaut à corroborer l'e-

ſtomach, le poyure; elle reſiſte autant ou plus à la pourriture, elle inſciſe & diſſipe le gros flegme, pour cela eſt elle propre aux graueleux; le Pouliot, l'Origan, l'Alliere, & celle qu'on nomme Moutarde, pour ſon gouſt approchãt de celuy d'vne compoſition ainſi nommée, ſont tres-bonnes pour dõner la pointe aux viãdes; Qui voudroit meilleure ſaulce que celle du gros Naueau, tant en vſage chez les Alemans? Ne cultiuons nous pas le Thim, la Marjolaine, le Maſtic, le Baſilic, les deux Senriettes, le Coc, la Sauge, le Roſmarin, l'Hyſope, le Perſil & beaucoup d'autres, dont la douce odeur & l'aggreable & piccante ſaueur donnent ſainement le haut gouſt aux ſaulces? Le Saffran eſt meilleur au Gaſtinois qu'ailleurs; l'Ail, l'Oignon, les Eſchalottes & les Ciboules que l'on tranſporte en ſi grande quantité en Leuant pour l'eſtime qu'ils en font plus que des eſpiceries, monſtre aſſez la bonté de nos plantes. N'aüons nous pas auſſi pour la delicateſſe le Fenoüil, l'Anis, la Coriande & le Myrrhis. Pour la douceur du Succre, le Regueliſſe la poſſede; Il y a methode cõceuë pour faire de ſon ſuc des pains gros & grands comme ceux des cãnes de Madere; ſinon ſi blancs & ſi delicats, au moins à ſemblable vſage; les peuples Septentrionnaux auant la profuſion du ſuccre, s'en ſeruoiét en leurs delices. Nous ſommes tres-aſſeurez par la raiſon & par l'eſpreuue, que nos plantes eſpicées nous ſont plus conuenables & propres que tout ce que les pays chauds nous fourniſſent, & tiens que ces denrées ſeruent plus au luxe des oyſifs, & au gain du marchand qu'à noſtre beſoin; Les Cordiaux & Alexitaires ne nous manquét pas auſſi; l'Ange-

lique

lique, l'Imperatoire, la Scorzonaire, vont du pair auec
le Contra-yeruas & le Zedoar. Les Aristoloches, la Gen-
tiane, la Tormentille, le Scordion, la Roine des prées,
le Marrube odorant, l'Aunée, l'Asclepias, l'Arcangeli-
que & tant d'autres, sont tellement excellentes contre
les maladies Endimique & Epidimiques, & contre les
venins des animaux & des Mineraux que le Leuant & le
Ponant auroient de la difficulté à nous en enuoyer de
meilleures. Nous auons en nos plantes outre ces proprietez dependantes de toute la substance, de celles qui
operent par les premieres & secondes qualitez, eschauf-
fantes, rafraischissantes, desseichantes & humefiantes.
Des emoliantes, incrassantes, rarefiantes, astringentes,
attirantes, repoussantes, subtiliantes, relaschantes, con-
densantes, & autres semblables que nos anciens nous re-
commandent. Que si nous n'auons les parfums de Sa-
bée & ceux de l'Arabie, nous auons pourtant dequoy
contenter nostre fler. Les Roses, les Lis, les Aspics, les
Lauandes, la Marjolaine, le Thim, le Mastic, la Man-
te, la Melisse, le Tilleuil, le Muguet, le Cheure-fueil, le
Iassemin, le Souchet, l'Iris, & mille autres, desquels nous
pouuons faire de tres-ageables parfums : Le Baulme
ne nous defaut pas aussi, nous en auons de tres-bon, le
Pin, le Sapin, le Theda, l'Orme, le Geneurier le produi-
sent: nos Mers nous jettent encore l'Ambre gris: de sorte que sans sortir de la France nous auons tout ce qui
nous fait besoin. Mesme au beau milieu de son sein sont
scituez les hauts monts d'Auuergne, exposez à tous les
vents du monde, pour y faire naistre sur leurs belles
croupes de toutes les plantes. Ainsi ce que les autres

contrées fourniſſent à leurs nourriſſons pour les con-
ſeruer en la vie, & en la ſanté, la France & le terroir Pa-
riſien le donne aux ſiens à ſuffiſance. C'eſt auſſi en vain
que de craſſes eſprits diſent que la chaleur n'eſt icy puiſ-
ſante pour les plantes comme à Montpellier, puis que
l'on leur peut repartir que ce lieu n'eſt pas la matrice de
toutes les plantes. Car il n'y a ſi petit endroict, ny ſi chetif coing de prouince, qui n'aye quelque choſe de par-
ticulier. Il faut chercher le Perſil de montage au petit
Tertre nommé le Mont Valerien proche Sureſne ; la
petite Iacinte Autumnale au bois de Boulongne, non
par tout le bois, mais à vn ſeul endroit, nulle part ailleurs trouuée, elles ne ſont à Montpellier: voire j'oſe dire que ſa ſituation a plus de peine & moins de rencontre à eſleuer les plantes Septentrionnales, que nous les
Méridionales, les Palmes ont germé icy, & la canne de
Succre y a pris racine, & ſçay aſſeurément que là ſe cul-
tiuent auec tres-grande difficulté le Mirte Aleman,
les Lonchitis & le bulbeux nombril de Venus, & autres
en plus grand nombre qu'ils ne nous peuuent fournir
des leurs.

Ie penſerois auoir aſſez reparti aux trois obiections
ennemies pour fermer ce diſcours, n'eſtoit que j'en-
tends encore gronder, que s'il eſt vray que nos plantes
ſoient efficacieuſes & peuuent remedier à toutes nos indiſpoſitions. Pourquoy faut-il que pour les maladies
tranſplantées parmy nous, & en noſtre prouince, l'on
aille chercher és eſtrangeres d'où elles viennent les remedes à leur malice, comme au mal Indien, ſurnommé
de Naples; le Gayac, la Squine & la Salcepareille ; &

pourquoy tant de maladies ordinaires & communes demeurent elles sans remedes à la rẽcontre des plus sçauans Herboristes?

Ie responds à la premiere de ces deux attaques: Que si l'ambition & l'auarice des hommes ne les eust portez de-là les Mers, ils n'eussent rapporté ce fleau de la desbauche, ny necessité les affligez à chercher les moyens d'en adoucir la cruauté, & d'en cõbattre le venin. Le mal est estranger, aussi est le remede, & ne voudrois opiniastrement nier en telle occurrence, qu'vne Prouince ne peust secourir l'autre, voire és choses ordinaires. Neantmoins contre cette punition du peché, ilse trouue en nos bois &buissons, &parmy nos guerets, des plantes qui bien & iudicieusement employées la combattent & vainquent, (Dieu pardonnant la faulte) comme le Fresne, le Bouis, le Geneurier, le Baguenaudier, le Liset picquant, la Sauonaire, la Cuscute, la Fumeterre, le Chardon benit, la Tapsia, & autres desquelles ie sçay s'estre fait de belles cures.

Quant à l'autre attaque; pourquoy tant de maladies ordinaires & communes demeurent sans remedes à la rencontre des meilleurs Herboristes. On peut ce me semble respõdre ces deux raisons: que les causes des maladies ne sont pas tousiours bien conneuës, & que ceux qui professent maintenant la culture des plantes, s'amusent seulement à les connoistre de nom & de veuë, & non de vertu pour l'vsage: ce qui est assez euident, puis que ceux qui les sont obseruées, ont tres-heureusement reüssi en leur application quand ils s'en sont seruis, comme Pena & la Riuiere. Ioint que si cette estude tombe

en la main de la vulgaire prattique, elle n'a garde de ré-
contrer, puis que par elle les moindres infirmitez sont
delaissées pour incurables. On court aux symptomes,
encore qu'ils ne soient pressans; on diuertit quelques
causes prochaines sans les oster; les farouches & esloi-
gnées ou antecedentes ne sont pas simplemét touchées,
tesmoin, que les maladies recidiuent ordinairement. Et
puis pour les plus importantes, elle n'a que la saignée &
la purgation en estime; desniant les vertus specifiques
aux Plantes, & les principales proprietez (que tant d'Autheurs ont reconneuës pour veritables & les principales
en l'Art,) comme si l'Art consistoit en ces deux opera-
tions.

Que si l'on cherche la cause de ces deffauts l'on trou-
uera que de mauuaises maximes & diuerses opinions
leur ont donné l'entrée, & verifié ce triuial prouerbe:
autant de testes autant d'aduis. Prouerbe tres-imperti-
nent en la Medecine, elle qui doit auoir des principes
certains, & fondez de raison, dont les aduis doiuent estre
semblables, ainsi que la raison en est vne. C'est neantmoins de cette part qu'elle est le plus deschirée, & d'où
sont sorties tant d'heresies & de sectes qui l'ont reduitte
au mauuais poinct où elle est maintenant. Car aussi
bien que les autres choses que le temps façonne, remuë
& change, elle a receu & reçoit ses alterations, son commencement & progrés, & encore l'estat auquel elle est
à present, tesmoigne ce qui en est. Il ne faut qu'estaler au
racourcy ses variables rencontres en la suitte de ces années, ses differétes sectes & leurs opinions pour le voir.

Les sainctes lettres nous enseignent qu'elle a pris son

commencement du tres-haut, & que Dieu faict naistre
les medicaments de la terre. Mais quoy qu'il l'ait donnée toute parfaite, aucune chose ne venant de cette puissante main qui ne soit de telle côdition: l'hôme chãgeant
& pecheur n'a laissé de la desprauer, ainsi que tous les
autres biens qui luy ont esté baillez en depost pour son
vsage de cette part: & de temps à autre perdant sa premiere lumiere, l'a changée, y introduisant des sectes qui
l'ont reduitte aux tenebres où elle est ores enseuelie.

Mais encore que nous sçachions tres asseurément
qu'elle vient du Ciel, & que les Egyptiens & les He-
brieux, ce peuple esleu affirment l'auoir eu auant les
Grecs, voire auant tous les peuples de la terre, croyant
l'auoir receuë de Dieu par les mains de Moyse. Nous ne
pouuons pourtant nier qu'elle ne nous vienne prochainement de la Grece, n'ayant aucun memoire que les
Druides premiers sages Gaulois nous l'ayēt laissee. Pour
cela sans nous amuser aux fables qu'elle fut inuentée par
le Dieu Apollon qui l'enseigna à son fils Esculape, & ce-
luy-cy à ses deux enfans Machaon & Porsalire: il nous
faut aduouër auec nos vieux peres, qu'elle n'a paru en
ordre & auec forme d'Art que du temps d'Hypocrates
que l'on asseure auoir esté le premier qui l'a tirée du ca-
hos & de son rude estat, luy donnant sa premiere polis-
seure. Et de vray nous n'auons point de plus anciens &
de plus asseurez aduis que les siens. Aussi a-t'il esté chef
de la secte rationnelle, ayant fourny d'armes pour com-
battre l'Empirique & la Methodique. Car en la chan-
geante face de toutes les choses, la Medecine a esté diui-
sée en trois sectes principales qui l'ont maniée à leur gui-

se, chacune se ventant d'auoir trouué le parfaict.

Les Empirics semblent auoir pris pour fondement de leur secte ce precepte du sens. Que nous n'auons aucune veritable connoissance & bon vsage des choses naturelles que par l'experience, laquelle est seule capable de nous faire monter par vn long temps de l'effect à la recherche de la cause: induits à cette pensée par la remarque qu'ils ont faite, que toutes les descouuertes se sont rencontrées par hazard, ou par le tenter, ou en songe, ou par comparaison, ou par reuelation, ou par communication: & que l'experience est le principe & la meilleure conduitte de tous les Arts: Que c'est par elle que l'on se doit gouuerner en la Medecine, soit imitant ce qui a succedé en semblable object, soit pour l'inuention, comparant la chose à faire, à la faite, & soit transportant la chose connuë à la conjecture d'vne autre. Cette secte a esté assentie par Philinus, Serapion, les deux Apollonius pere & fils, par Glaucias, Menodotus, Sextus, Heraclides Tarentin, & beaucoup d'autres, au rapport de Galien. Mesme son Maistre & concitoyen Aeschrion en estoit-il le surnommé vieillard, tres-experimenté és remedes, aussi a-t'il estimé que l'Empirie estoit le bras droict de la Medecine Rationnelle. L'on dict qu'Acron Agrigentin en fut l'inuenteur. Maintenant telle secte ne se trouue separée que parmy les gens sans lettres.

Les Methodics faisoient l'Art tres-bref comme de six mois, clair & facile, consistant seulement en deux communitez, Astriction & Fluxion, celle là vne suppression de ce qui se doit euacuer, & celle-cy vne euacua-

tion des choses qui doiuent estre retenuës, comme s'ils
vouloient prendre leur fondement en la definition
qu'Hypocrates donne à la Medecine, que ce n'est que
substraction & addition: à ces deux premieres communitez absoluës, ils en adioustoient vne troisiesme mixte,
comme la fluxion à l'œil, auec inflammation: parce que
selon eux, l'inflammation est astriction & vne qualité
chaloureuse retenuë côtraire à la fluction, pour laquelle
il faut vn different remede. Mais lors qu'ils se rencon-
troient à tels maux, ils couroient au plus vrgent. Traittant d'ailleurs les malades sans considerer le temps, la region, le lieu du mal, sa cause, l'aage, les forces, la complexion & habitude du malade, & autres particularitez
necessaires: ils auoient seulement esgard aux accidens
desquels ils prenoyent leurs indicatiós. Et quoy que ces
communitez n'ayent pas eu trop bon fondement, elles
n'ont laissé d'estre embrassees, & d'auoir rencontré qui
les a soustenuës. Car des esprits faineants (ordinairement
superbes) l'ont appuyée à cause de sa brefueté, tels qu'vn
nommé Thessalus Tralianus, du temps de Neron, Me-
naseus, Proclus, & Antipater. En nos âges elle ne paroist point parmy nous, & semble estre du tout esteinte,
sinon que la prattique Sanguinaire a beaucoup de res-
semblance à cette secte Methodique, & l'imite bien
fort.

Les Dogmatiques & rationnels sont ainsi nómez, parce que supposé leurs principes, ils procedent à la cure
des maladies par ordre & raison. Ils commencent par la
cónoissance de leur sujet, le corps humain, soit en general ou par les parties: ils obseruent les symptomes, &

cherchent les causes des maladies, puis considerent l'â-
ge, le temps, les saisons, les mœurs, les forces, le manger
& le boire, l'air & le lieu, & autres accidents ; desquels
rapportez à leur sujet ils prennét leurs indications ; fondées sur cette generale maxime, que les contraires guerissent les contraires. L'on donne, comme nous auons
dit, le premier lieu de cette secte à Hypocrates, d'autant
qu'auant luy la Medecine n'auoit tel ordre. Il a esté suiuy de Diocles, de Praxagoras, d'Herophile, d'Erasistra-
te, de Mnesitheus, d'Asclepiades, & de plusieurs autres. Six cens ans apres est suruenu Galien, que l'on tient
auoir parfaict l'ouurage, ayant fidellement expliqué les
lieux obscurs d'Hypocrates, & judicieusement suppleé
aux obmissions, de sorte qu'en la secte rationnelle il a
obtenu le second lieu: voire quelques vns estimans son
œuure acheuée, luy donnent le premier en excellence.
En suitte de luy sont sortis Auicenne Arabe tres-grand
Philosophe, Aretæus, Ruffus Ephesien, Oribase, Paul
Æginete, Aëtius, Alexandre Trallien, Actuarius, &
Nicolas Mirepse Grecs. Puis Corneille Celce & Scri-
bon Largus, Latins. Tous ont puissamment trauaillé à
l'enrichissement de cette secte, laquelle paroissoit lors
auoir supedité les deux autres, excepté que pour se rendre plus puissante au sentiment mesme de Galien, elle a
rangé à ses preceptes l'Empirie ou experience, sans laquelle elle ne seroit pas tant recómandable, parce qu'elle luy fournit de remedes les plus asseurez pour ses cures.

C'est le principal estat de la Medecine, iusques au
debris de l'Empire Romain, & au temps de ces grandes
inondations des Goths, Vuandales, Huns, & Alains, en-

uirō l'an. 400. de la naiſſance de Ieſus-Chriſt, qu'elle tō-
ba en vne profonde nuit, Non ſeulemēt la Medecine fut
delaiſſée, mais encor toutes les autres ſciéces, maintes bibliotecques côtenāt diuers volumes des profeſſiōs furēt
bruſlees, il reſta ſi peu de veſtiges des lettres par l'eſpace
de pluſieurs cētaines d'années, que iamais ſiecles ne furēt
plus ignorans. Ce peu qui ſe conſerua demeura entre les
mains des Moinés, tant à cauſe qu'ils eſtoient les ſeuls
lettrez, que parce qu'ils faiſoient les Bibliotecques, y
conſeruant les liures, leſquels auſſi ils coppioient, ſoit
volontairement ou par penitence que leur donnoient
leurs ſuperieurs, l'Imprimerie n'ayant paru en l'Europe
que long temps apres. De ſorte que depuis ce temps iuſ-
ques à celuy de Charlemagne, il ne ſe remarque de
grands hommes lettrez que des Moines: Meſme ce fut
à la priere de ſon Maiſtre Alcuin Abbé de S. Martin de
Tours que ce grand Roy inſtitua l'Vniuerſité de Paris. Seuls donc eſtimez Clercs, ils manioient les ſciences,
la Medecine eſtoit en leurs mains, on les nommoit Phi-
ſiciens, & alloit-on à eux pour prēdre aduis ſur les infirmitez; eſtant reclus ils ne viſitoient les malades, par le
recit du mal, & voyant les vrines que l'on leur portoit,
ils iugeoient de l'indiſpoſition, & ordonnoient les remedes. Et parce qu'ils n'operoient de la main, ny ne pre-
paroient les medicaments, pour l'vn ils appellerent à
leur ayde les maiſtres des Eſtuues, & pour l'autre les Eſ-
piciers. Ainſi fut de ce temps la Medecine operatiue di-
uiſée en trois, auant vn Medecin faiſoit le tout ſi bon luy
ſembloit: tel a eſté Galien. Eſtant de la maniere tombée
en leur pouuoir, elle eſtoit prattiquée ſelon l'Autheur

qu'ils auoient, ou qui leur plaifoit le plus : ils n'eftoient
aftrints ny obligez d'aucun ferment, ny ne juroient aux
paroles du Maiſtre, Docteurs par leur propre licence,
ils diſoient faire à l'exemple d'Hypocrates & de Galien
qui ne furent oncques Docteurs de l'Efcolle de Paris.
    Quelque peu apres l'eſtabliſſement des Vniuerſi-
tez, les ſciences commencerent à ſortir des cloiſtres , &
la Medecine peu à peu retourna chez les ſeculiers ; les
Nobles y prirent part, leur ſanté les y conuioit , des riches bourgeois les ſuiuirent : & des hommes vertueux
la firent paroiſtre au iour. Principalement aux trois derniers de nos ſiecles, que Pierre Apponance, Arnauld de
Villeneuſue, Faloppe, Andernac, Veſſale, Auger Ferier,
Fernel, Ollier , & beaucoup d'autres firent voir leurs
penſees, & les firent voir telles , que ſi leur louable deſſein euſt eſté ſecondé de leurs ſuiuans, ſans doute la Medecine ſeroit montee à vn grand degré de perfection.
Mais comme les ſciences eſtoient au chemin de leur
gloire , lors qu'il n'y auoit que les belles ames qui les re-
cherchoient, pour l'amour de la vertu : Auſſi ſe ſont-el-
les rencontrees dedans la fange, quand elles ont eſté eſtal-
lees à la veuë des courages vils & bas , & que les eſprits
pedans les ont gouſpillees , en ayant pris l'entree par le
bon marché que l'on a faict des lettres. Les Nobles faſ-
chez de les voir prophanees par des mains roturieres, en
eurent vn grand degouſt ; cela n'a pas eſté pluſtoſt conneu, que des hommes de Bouë ſe ſont enhardis d'entrer
dans leur ſanctuaire, de les tirer aux cheueux, & de les
rendre vilainemēt mercenaires. La Medecine n'a point
eſchappé cette miſere, elle a eſté comme les autres Arts

liberaux reduitte à vn sale mestier. Des pedants dont
maintenant elle est miserablement souillée, non seulement ont commis ce sacrilege, mais encore l'ont toute
ruinee, de sorte qu'elle est ores en leurs mains le mestier
le plus abiect de tous. Non contents d'estre coulpables
de ces crimes, insupportablemét orgueilleux qu'ils sont
d'auoir quitté le Riuet, ou le Rabot de leurs peres, &
prochainement la Pedenterie leur premiere gloire qui
ne les abandonne pourtãt pas, remplis de sorte d'Enuie
& de Mesdisance, que l'on ne sçauroit remarquer en
eux aucun traict d'honneur ny de preudhommie, ils ne
veulent souffrir que l'on redresse cette protectrice de la
santé des hommes de son penchant, ny que l'on la retire
de la cheute qu'ils luy preparét, introduisant vne nouuelle secte, cóme si c'estoit à eux seuls l'heritage. Ce n'est
pas qu'il n'y ait encore des ames vertueuses, à qui ces fascheux accidents de la Medecine desplaisent, Mont-pel-
lier en a fourny de tout temps, elles sont pourtant en pé-
tit nombre au respect de celles de la secte sanguinaire,
toutesfois assez pour faire voir que Dieu n'est iusques à
ce poinct irrité cótre l'humaine condition, qu'il veuille
permettre qu'vn Art si digne perisse.

Or cette nouuelle secte qui manie la Medecine à la
mode, à guise des habits, & qui l'a tant auilie, a pris son
origine & sa naissance depuis 50. ans d'vn nommé Bo-
tal, dont les sectaires ont esté nommez Botalistes. Cet
homme de sang n'a pas craint de dire, qu'il a conneu &
sceu certainement que la saignee est plus puissante en la
Medecine, pour la cure de la pluspart des maladies, que
tous les autres remedes ensemble. Et de mesme que les

Egyptiens pretendoient guerir toutes les maladies par
le feu, il asseure que de ce remede l'on doit guerir toutes
les maladies, en tout temps, aage, & sexe. Cette opinion
prouuee par diuers textes d'Hippocrates & de Galien,
à qui on tord le nez, a tellement pleu aux faineants &
paresseux, tant par sa facilité & bresueté, que parce que
elle les exempte du trauail de la recherche, qu'ils ont laissé, voire oublié tous les autres remedes pour s'arrester à
ce destructeur de la vie; Ainsi les plantes ont esté delais-
sees, ainsi tout ce que l'antiquité a descouuert auec peine & labeur, & tous les fruicts de leurs descouuertes ont
esté mesprisez pour espancher du sang. Erreur qu'ils ont
mesme introduite en la pensee de ceux qui ne sçauent
que c'est de l'Art, & la cherissent de telle sorte que si
Dieu n'y met la main, il sera tres-difficile de les tirer du
sang pour les remettre au bon sens. Practiquant de la
maniere meritent-ils le nom de Rationels, que leur sert
la connoissance de leur subiect, de sçauoir son temperament, aage, sexe, mœurs, & luy rapporter le temps, le
lieu, la saison, le boire & le manger, le veiller & le dormir, les agitations de l'esprit, & autres accidents, pour
descendre des causes primitiues aux antecedentes, & de
celles cy aux cohioinctes, s'il ne faut que la saignee pour
toutes maladies, personnes, aages, sexes, & en tout téps?
N'est-ce pas estre methodique, & par deux communitez, euacuation & restablissement, qu'ils accomplissent,
l'vn par la saignee, & l'autre par la nourriture succulen-
te qu'ils ordonnent à toutes heures à leurs malades, mes-
prisant tous les autres remedes que nous fournit l'am-
plitude de la Nature, comme les anciens methodries?

Cette grande playe en la Medecine la navrant pres-
que iusques à la mort, a esté enuenimée par vn nombre
innóbrable d'Alchimistes, chercheurs de pierre philo-
sophale, vulgairement nommez souffleurs & Empirics,
differants pourtát de ces anciens Empirics qui par l'experience cherchoient les remedes en toute l'estenduë
de la Nature: car ces derniers tirant leur nom du feu cóme les autres de l'obseruation, n'ont en recommanda-
tion que quatre Mineraux, soit cruds ou trauaillez par
le feu, dont ils veulent extraire les remedes pour toutes
les infirmitez du corps humain, le Soulfre, le vif Argent,
le Vitriol, & l'Antimoine, ausquels ils donnent diuers
visages & vsages, delaissant les vegetaux comme foibles & debils, ainsi qu'ils disent, pour la cure des indispositions. Et quoy que ces remedes ayent beaucoup de
deffaut, neantmoins quelques vns des plus hardis de la
secte sanguinaire voulant faire vn peu dauantage que
leurs compagnons, en empruntent la plus grande part.
Car ie sçay qu'il y en a qui vsent (mais en cachette) du
Saffran des Metaux, qui n'est autre chose que Salpestre
& Antimoine bruslez ensemble dans vn creuset, dont
sort vne masse tannée, qui, reduitte en poudre, est iaune:
d'où elle tire son nom de Saffran. D'autres vsent de pre-
cipite rouge, c'est du vif argent dissoult en eau de separation, duquel on a retiré l'eau par distillation, & le re-
stant pressé par le feu, iusques à ce qu'il ait acquis la cou-
leur de soucy: d'autres vsent d'aigret de Soulfre, d'huile
de Vitriol, de Sublimé dulcifié, & semblables, dont ils
sçauent les proprietez & les vsages, également auec
ceux desquels ils empruntent tels remeds.

D iiij

Ces souffleurs prennent pour patron vn Aleman, dit Paracelse, dont aussi ils se font nommer Paracelsites, lequel premier (en ce qui nous paroist) s'est opposé à la Medecine ancience, principalement aux aduis de Galien. Renuersant la Philosophie d'Aristote, & les preceptes des Grecs, il s'est trouué l'Autheur d'vne secte dont nos plus vieux deuanciers n'ouïrent oncques parler. Presupposé ses principes, elle paroist auoir vne gráde suitte de raisons, & est plus hardie que toutes celles qui l'ont deuancée. Comme la Rationnelle, elle contéple son sujet en toute son estenduë. Mais elle asseure que l'homme & tous les corps mixtes naturels ne sont composez des quatre Elemens, ains seulement, de sel d'huisle & de subtil, qu'elle nomme sel, soulfre & mercure, auec lesquels en la conformation des produicts se rencontrent les deux Elemens, la terre & l'eau, non comme necessaires aux composez, mais comme matrices meslangées en toutes choses. D'autant qu'elles sont les deux generaux receptacles, tant des semences que des trois principes corporels, sel, soulphre & mercure, dont toutes choses sont faites. Elle nie que les quatre premieres qualitez soient effectrices & cause des effects naturels, simplement auouë-t'elle qu'elles sont instruments des formes: soustenant que les formes seules sont actiues, parce que d'elles procedent toutes les forces & vigueurs des generations & productions, donnát aux sujets qu'elles auiuent les qualitez, les quantitez, les conformations, les odeurs, les saueurs & les couleurs. Elle s'efforce de prouuer que les maladies principales & celles qui sont soubs leur genre, ont des semences qu'elles germét

selon l'ordre de leurs saisons, si elles ne sont empeschées
par des causes, retardant leur action. Et comme semences qu'il aduient souuent qu'elles se transplantent
d'vn sujet en vn autre, ainsi la goutte est hereditaire:
& la lepre cotagieuse, ne nommant maladie les fractu-
res & luxations. Elle se rit de cét axiome, que les contraires sont gueris par leurs contraires, disant au rebours
que les semblables gueriffent les semblables, mais en dif-
ferente disposition, que si la maladie est en la matiere
salée qu'il luy faut vn sel pour la guerir, comme au sel re-
soult, le sel coagulatif, ou desseichant. Le semblable à
l'huilleuse & à la subtile. Elle estime que les essences des
choses par la maniere qu'elle donne de les extraire, sont
plus propres pour remedes contre les maladies fascheu-
ses & rebelles ou astrales, ainsi qu'elle les nomme, que
les grosses substances des corps, faisans trois especes ge-
nerales de maladies par leurs causes: de Minerales, de
Vegetales, & d'Animalles. Elle affirme que les Mine-
neraux contiennent les remedes des maladies Minerales, les Vegetaux des Vegetales, & les Animaux des Ani-
males. Neantmoins que de quelques vns des Mineraux
se peut tirer la Panace, le medicament vniuersel contre
toutes les infirmitez, admettant par son moyen guerison à la lepre, à l'Epilepsie, à l'Hydropisie, à la goutte
& à leurs annexes. Ainsi que la Rationnelle, elle s'efforce de connoistre son sujet, par la dissection, voire le ren-
uiant sur celle là, elle le contemple par vne double anatomie, l'vne qu'elle nomme de vie, & l'autre de mort:
celle là encore double, l'vne à la façon ordinaire, qu'elle nomme des parties, l'autre des substances, diuisant les

parties en tres differentes substances, & selon l'analogie qu'elles ont à celles ausquelles elle les compare ; s'efforçant par là de donner raison pourquoy le Cancer s'engendre plustost à sein & à la matrice qu'ailleurs, pourquoy le Noli-me-tangere, aux genciues & levres, qu'autre part, & pourquoy telle maladie germe & vegete plustost icy que là? En l'anatomie de mort, elle cherche les causes & les semences des maladies. Elle considere encore entre les membres principaux, des liaisons, conuenances, accords, amitiez & discords, comme entre la Ratte & les Reins vne grâde inimitié; entre la Ratte & la Matrice perpetuelle guerre, nommant la Ratte Saturne, & les Reins & aussi la Matrice Venus: elle donne pareilles rencontres à ces parties & semblables passions qu'aux Astres, sous lesquels elle les renge, voulant que si Saturne mal affecté influë en la Sphere de Venus, qu'il cause des incommoditez de sa nature, & ce, suiuant qu'il est puissant & elle debile, ou selon qu'elle est forte & qu'elle resiste à ses mauuaises impressions. Elle obserue au corps humain, les esprits naturels, vitaux & animaux & leurs facultez, sous vne mesme forme, à laquelle ces esprits & facultez sont instruments, donnât neantmoins à chacun sa vertu rapportée au mouuemêt de l'astre qui le regit. En la cure des maladies, elle a esgard, aux temps & saisons, à l'âge & sexe, aux lieux & mœurs, à l'eau & l'air, au boire & manger, à l'agitation & repos, au veiller & dormir, aux excretions & retentions, & aux agitations de l'esprit, puis à l'espece de maladie. Elle assigne de particuliers emunctoires à la sueur que ses deuancieres n'ont point conneu, sçauoir à celle

qu'elle

qu'elle nomme excrementeuse le derriere des oreilles,
fous les aiffelles & aux aifnes, parties glanduleufes, nommant l'autre fimptomatique, & fouftient que les maladies font fubftances; s'efforçant de le demonftrer. Elle
met en la Medecine trois parties ou intentions, la cura-
tiue, la deffenfiue, & la vie prolongatiue, lefquelles
doiuent eftre fondées fur ces quatre colomnes, Philofo-
phie, Chimie, Aftronomie & Vertu, ou Preud'hom-
mie, defniant abfolument le nom de Medecin, à celuy
qui ne les poffedera, fe gouuernant au refte, totallemét
auec raifon & iugement, felon toutes fes maximes &
autres qui reftent à dire.

   Cette fecte ainfi eftenduë a efté eftimée de plufieurs
grands perfonnages. Entre les Septentrionaux & Alemans, de Gerard Dorne, de Crollius, de Schemanus, de
Libauius, de Henry Nolle, de Rulandus, de Iean du
Rein, & de Pierre Seuerin de Dannemarc, qui auoit
commencé à luy donner vn grand ordre. Entre les
François, feu le fieur de la Riuiere ne l'a defprifée, il
a efté fuiuy de Iofeph du Chefne, d'Haruet, de Bauci-
nel, de Claude Dariot, de Mayerne, & de plufieurs autres encores viuans: & depuis que la Medecine a efté
donnée aux hommes, il n'y a point eu de fi puiffante fecte. Quelques vns de la Galenique l'ont voulu confilier
à la leur, comme Daniel Sennerte, mais il femble que
preoccupé de l'vn il n'a pas bien entendu l'autre, n'ayant
fait qu'effleurer. Ceux qui la proffeffent ont cét aduan-
tage (qu'encore qu'ils propofent vne nouueauté) que
bien demonftrée, elle ne cótrarie point à la loy de Dieu,
ny aux commandemens de noftre Mere fainéte Eglife,
que pluftoft elle y eft plus cóforme que les autres fectes.

ny que les opinions d'Aristote. Comme elle pretend en
sa perfection estre tres rationnelle, elle deteste aussi les
empiriques qui se qualifient d'elle, tels que ceux que
nous auons cy-dessus nommez, qui n'ont pour remedes
que les Mineraux non plus que les autres, que la saignée
& le senné, & de parfaicts de telle secte il y en a tres-
petit nombre.

Voyla le commencement, progrés & estat de la Medecine iusques à nous, d'où l'on peut ores puiser les
vrayes causes pourquoy tãt de maladies cõmunes & ordinaires demeurent sans remedes auec les plantes : & ce
que nous representons à ceux qui nous font l'objection.

Que si quelque critique opiniastre, dict encore
pressé de despit, que ce n'est pas d'vn Iardin des Plantes
Medecinales, ny de la culture de ses parterres, d'où doit
sortir le restablissement de la Medecine contre tant de
sectes. Ie luy reparts que le Iardin Royal que je poursuis
contenant les plus seurs instruments de la guerissante,
sur lesquels on estudiera, sera aussi la meilleure piece de
cette intétion. Peut-on ignorer que les plãtes ne soiét en
la Medecine, ce que les estoffes sont aux autres arts ? sans
matiere non plus qu'eux, elle n'en sçauroit ouurer, tous
les preceptes des vieux & nouueaux Docteurs, quelques excellents & scientifiques qu'ils puissent estre, sont
autant inutils sans les Plantes, que les reigles des autres
Arts sans materiaux : En vain diroit-on que les contraires guerissent les contraires, ou les semblables les semblables, si les vegetaux accommodez à ces axiomes n'en
monstroient l'effect. Car que seroit-ce de la Medecine
sans les Plantes ? que seruiroit la connoissance des maladies, de leurs causes & accidents sans remedes ? les scien-

ces sont vaines qui n'ont point d'application; & les Arts
tres-inutils qui ne rendent aucun ouurage. Il faudroit
estre de l'opinion de Platon pour les estimer & auoir
l'esprit remply d'idées pour ne cherir que la contempla-
tion. Tous ceux des siecles qui l'ont suiuy, n'ont pas
blasmé comme luy Archimede d'auoir mis en prattique ses belles conceptions, & qu'vne main crasseuse &
mercenaire ait eu l'vsage de ses rares inuentions. Les plus
sains esprits de nos aages, asseurent que toutes les scien-
ces doiuent suiure la codition des causes dont elles pré-
nent le nom; qu'elles doiuent tendre à quelque action
vtile, autrement qu'elles sont de pures mocqueries. Si
la Medecine estoit seulement contemplatiue, elle n'ap-
porteroit non plus de fruict à la Nature humaine que la
recherche de la quadrature, du cercle, ou que la commune mesure du diametre, du quarré à son costé. Mais
de toute autre intention que ces creuses imaginations,
apres auoir curieusement discouru des maladies, elle enseigne la maniere de les guerir, & propose les remedes;
voire elle les prepare, monstrant toute glorieuse par tels
ouurages que ces Theoremes sont vrays.

Pour cette cause les premiers Medecins reconnois-
sans que les Plantes estoient les principaux instruments
de leur Art, tant pour conseruer la santé presente, la continuer, que pour r'appeller l'absente, se sont efforcez de
s'instruire de leurs vertus par les premieres, secondes &
troisiesmes qualitez; des vnes par les sens, s'ils y peuuent
quelques choses, & de la derniere par l'experience. Mais
encore qu'ils se soient de long temps occupez à cette
tasche, si ne l'ont-ils finie; & cela pour deux causes. La
premiere, parce que les premieres & secondes qualitez

ne defcouurent pas quelles font les troifiefmes qui rele-
uent, au rapport de Galien, de la propriete de toute la
fubftance; les fens font mouflez à telle defcouuerte. La
feule experience y peut fatisfaire. C'eft elle qui a defcou-
uert que le Frangula & la grande Patience purgent la
colere auffi bien que la Rhubarbe, que le Baguenaudier
& l'Elebore noire purgent la melancholie, autant que
le Senné, le Nerprun & le Turbit, le Flegme; de mefme
que les Hermodates. L'autre, que l'on s'eft trop amufé
à ce peu qu'en ont connu les anciens, fans paffer plus outre, & baftir vn nouueau Temple à Æfculape, pour re-
ceuoir les iournelles experiences d'vn chacun, afin que
recueillies par quelque vertueux & docte Medecin, elles fuffent meurement confiderées & puis enfeignées
pour la commune vtilité. Car la vie eftant courte, l'Art
long, l'experience perilleufe, & l'occafion preffante:
vne feule main ne peut fuffire à tel ouurage. Mais plufieurs employez à ce deffein, euffent d'vne douce façon
effayé ce que les deuanciers ont oublié. Que fçait-on
fi tant de racines, tiges, efcorces, feuilles, fleurs, fruicts,
femences, gommes, larmes, & fucs, inconneus de vertu
ne contiennent point les remedes des plus fafcheufes
maladies. Dieu & la Nature ne font aucune chofe inutilement. A l'aduenture la goutte rencontreroit-elle
quelque remede. L'Epilepfie feroit-elle allegée; la lepre
guerie, & l'Hydropifie deffeichée. Maintes herbes portent le tiltre de la cure de tels maux dedans leurs hiftoi-
res, que perfonne n'effaye. Eft-ce pas vne grande lafche-
té que de tant de Plátes dont nous auons la defcription,
l'on ne fe fert pas de la centiefme partie, encore tres-che-
tiuement: Mefme de celles qui croiffent parmy nous &

de nos domestiques. Il n'y en a pas la vingtiesme partie
en vsage sinon, comme nous auons dit, parmy les vil-
lageois qui en connoissent beaucoup, desquelles ils se
seruent auec bon succés, & quelquefois à la honte du
docte Medecin, qui n'aura peu guerir vne infirmité,
dont ils viendront à bout.

A ces deux inconueniens deux autres ont succedé : le
discord des Autheurs traittant de ce sujet, & la negli-
gence des professions de la Medecine. Les vns ont nommé & figuré vne plante diuersement : les autres en dis-
putent les qualitez & proprietez : de sorte que l'on a
beaucoup de peine à sortir de telles difficultez. Mathiole commentateur de Dioscoride, ne s'accorde pas auec
les Moines, ny auec Fusch, & les autres encore necon-
uiennent pas tousiours entr'eux, & souuent discordent
de Pline & de Theophraste, & pour la diuersité des de-
scriptions, il arriue de grandes erreurs en la composi-
tion des remedes: Car ne trouuans ce que les anciens enseignent, l'on prend des substituës : Mais les composi-
tions changées par tels ingrediens, ne respondent aux
promesses de leurs Autheurs, ny à l'esperance que l'on
en attend.

Quant à la non-chalance de plusieurs, & à l'opinia-
streté des autres, principalement des sanguinaires, elle
est telle que si bien tost il n'y est pourueu, la Medecine
s'en va au neant, ceux là se contentent de ce qu'ils ont
trouué en l'Art, voire delaissent plusieurs excellens remedes des vieux Docteurs, & ceux-cy valét guerir toutes les infirmitez par la saignée, & auec le Senné, rappor-
tant tous les preceptes de la Medecine à l'vsage de ces
deux remedes, ou tout au plus ceux qu'enseigne le do-

&cte Medecin vulgaire, abusant du nom de Charitable,
sans se soucier de faire iniure à Galien, à Mes , à Dioscoride, & à toute la troupe des plus iudicieux esprits du
vieil temps, qui nous ont escript de cette matiere, & de
la nature des Animaux, des Vegetaux, & des Mineraux,
pour y puiser des remedes. Car si la saignée & le Senné
peuuent remedier à toutes les maladies du corps humain, Galien & ceux qui l'ont suiuy à l'enseignement
de si grand nombre de medicaments estoient d'insignes
imposteurs. Il n'auroit pas esté seulement inutil à Galien de nous escrire de gros volumes des simples medicaments, & des composez selon les lieux, voire de nous
porter à amplifier l'Art par nos trauaux & recherches:
Mais encore plus à ceux qui les croyent sans fruict, d'en
faire apprentissage, mesme de le nommer Empereur de
la Medecine, & l'estimer de cette part vn Charlatan: Ou
s'il a obey au bon Genie de la Medecine, c'est vne teme-
raire malice, ou vne crasse ignorance à ceux qui se sur-
nomment de luy, de mespriser les Plantes : c'est faire à
guise des vendeurs du pied d'Elan, qui en font parade
& n'en vsent pas, & comme les mauuais ouuriers qui
n'ont que deux outils pour leur Art, où il en faudroit
mille. La Medecine operatiue n'est pas comme les autres Arts qui terminez ont vn certain nombre d'outils:
les siens sont sans nombre, suiuāt les innombrables causes des maladies, & de leurs diuers accidens: Car encor
que Galien ait dressé ses Theoresmes à la façon des Ma-
thematiciens, pour en mieux & plus facilement tirer ses
conclusions, que les causes internes des infirmitez soient
seulement plethorie, manition, ou cacochimie, que le
sang, la pituite, & l'vne & l'autre bile, en leur deffaut,

abondance ou deprauation, soient tousiours les causes
antecedentes des indispositions du corps de l'homme,
soit que l'on regarde les qualitez, soit que l'on ait esgard
à la substance morbifique, si faut-il plus que ces deux
remedes; qu'ils disent auec Hippocrates que la Medecine n'est qu'addition & substraction, & auec les Methodics anciens qu'ils imitent du tout comme nous
auons monstré, qu'il ne faut qu'astriction & relaxa-
tion, & que cét Art n'a que ces deux intétions ou communitez: ils seront dementis de luy au liure de l'Art, où
il asseure que les medicaments laschants & resserrans ne
sont suffisans au recouurement de la santé, qu'il faut bien
d'autres remedes pour rédre l'Art recommendable que
la saignée & le senné: Aussi Galien, Auicenne, Aece, Oribase & les autres, tant Hebreux, Arabes, Grecs que Latins nous proposent infinis moyens pour paruenir à ces
deux intentions, iusques à nous descrire des composi-
tions appropriées aux maladies & aux parties : De là
viennent ces noms, Cephalic, Pectoral, Bechique, Car-
diaque, Alexitaire, Hepatique, Histerique & autres. En
quoy paroist que la prattique de la Medecine, differen-
te de tous les autres Arts, doit auoir vn tres-grand nombre d'outils, & si besoin est en inuenter tous les iours,
pour les nouuelles maladies naissantes par chasque re-
uolution de siecle. Et tiens que c'est vne grande honte à
vn Art si diuin, agissant par contingence de nóbrer tant
de maladies incurables, comme ores l'on fait. Car il est à
presumer que fondé sur la Nature qu'il n'est pas vain, &
n'est pas à croire que cette mere de l'vniuers soit maratre
iusques à ce poinct, de nous affliger, ou elle mesme estre
affligée en nous, sans nous secourir ou estre secourue par

nombre de bons & facils medicaméts qu'elle contient:
Mais que nous ignorons & que noſtre nonchaláce nous
cache. La ſcience, dit Ariſtote, s'apprend des contraires. La Vertu eſt conneuë par le vice, la Prudence par la
folie & la ſanté par la Maladie. Or la ſanté ſe doit pro-
curer par des moyens contraires aux cauſes & aux accidents des indiſpoſitions, & ces moyens doiuent eſtre en
Nature, comme il eſt neceſſaire par la raiſon des contraires, & d'elle en l'Art d'où il s'enſuit qu'ils ſont ſeulement incôneus, & pour en jouyr qu'il les faut chercher,
& où plus prochainemét & plus ſeuremét qu'és Plătes?

Pour fermer donc ce diſcours en la faueur des Plantes
& pour la verité: j'offre de monſtrer publiquement que
quiconque pretendra exercer l'Art de la Medecine ſans
la connoiſſance & l'vſage des Vegetaux (je dis de tous
ceux que nos campagnes nous fourniſſent,) que c'eſt vn
trompeur, qu'il ſe mocque des dons de Dieu, & meſpri-
ſe ſes diuines graces. Et que tant de pretendus doctes &
ſcientifiques diſcours, & toute la pedenterie, ſans l'application & les effects des Plantes, ſont pures trompe-
ries dont ſe ſeruent ceux que l'orgueil, la pareſſe & l'enuie entraiſnent au meſpris des autres: voulant payer le
monde de cette fauce monnoye. Que leurs erreurs deſ-
couuertes & combatuës par raiſon & par vne tres-ſenſi-
ble experience, doiuent eſtre redreſſez par noſtre trauail: Afin que Dieu beniſſant le tout, eſleue noſtre Edi-
fice à ſa gloite & au bien de ſes creatures, principalement des pauures, y trouuant les remedes à leurs infirmitez.

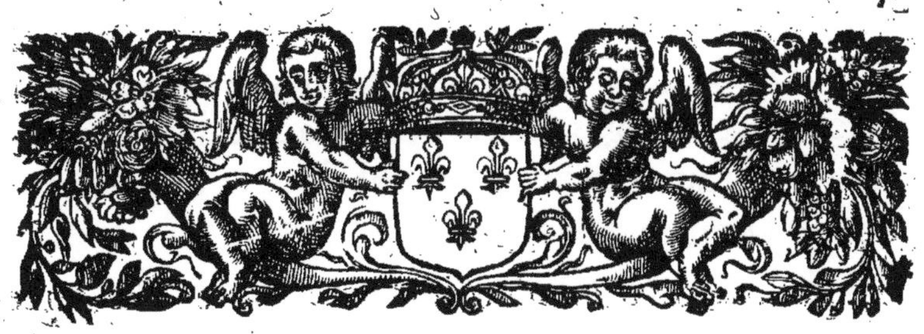

ORDRE DV DESSEIN
DV IARDIN ROYAL DES PLAN-
TES MEDECINALES.

POVR parfaictement accomplir le dessein de la construction du Iardin Royal. Il conuiendroit achepter cinquante arpents de terre à l'extremité de l'vn des Faux-bourgs de Paris, & en lieu propre, de bonne situation & proche de l'eau s'il est possible.

Cette situation est ainsi choisie afin que les vapeurs des cloaques, & les fumees des cheminées ne dérobét la rosée aux Plantes, leur meilleur viure.

Ce lieu doit est enclos de muraille, de neuf à dix pieds du rez de chaussee soubs chaperon, auec chesnes de pierre de taille de neuf pieds en neuf pieds, qui monteront pour les cinquáte arpens à deux mille toises ou enuiron.

Au milieu du Iardin il faut esleuer vne motte de sept à huict toises de haut, en quatre à cinq arpents d'assiette, laquelle sera couppée du costé du Midy, en forme de croissant, pour planter à l'orée de cét aspect les Plátes qui demandent le chaud, & en son sommet celles qui

cheriſſent le haut: du Leuant vers le Septentrion au cou-
chant, elle ſe formera en douce pente, ayant à ſes deux
coſtez deux bocages d'vn arpent chacun ; l'vn de haute
fuſtaye, & l'autre taillis, pour les arbres & les herbes qui
ayment l'ombre & le frais.

Et pource qu'il couſteroit trop à porter des terres
pour eſleuer vne telle motte, afin de faire d'vne pierre
deux coups il faudra baſtir des voultes qui ſeruiront de
ſerre, pour les Plantes qui craingnét le froid, leſquelles
voultes ſeront eſleuees à vn ou deux eſtages, ſelon la hau-
teur requiſe : par deſſus l'on portera des terres de diuer-
ſes conditions, ſelon la nature des Plantes que l'on y
voudra planter.

Les Plantes qui ont le pied en pleine terre profitent
mille fois mieux que celles qui ſont dedans des quaiſſes:
il faut faire vne charpente qui ſe poſe & ſe leue toutesfois & quantes que l'on voudra, pour couurir en Hyuer,
le parterre qui ſera en la demy-lune de l'ouuerture de la
motte, où ſeront les Plantes eſtrangeres du Midy , les
plus robuſtes, qui craignent le froid: car par ce moyen
nous pouuons auoir des Orangers & Citronniers gráds
comme nos Pommiers, & autres Plantes rares & belles.

Les Parterres contenans les Plantes rares, doiuent
eſtre enuironnez de baluſtres faicts de fer, pour la du-
ree & bonté afin d'empeſcher que les indiſcrets ne les
cueillent, eſtant du tout impoſſible que l'on n'ouure la
porte à beaucoup de monde peu reſpectueux.

Le Parterre du Roy doit eſtre clos de meſme ſorte,
car eſtant planté d'arbriſſeaux touſiours verds, & y ayát
continuellemét dedans ſes quarreaux des fleurs, en quelque ſaiſon que ce ſoit, meſme ſous la neige en ſon temps,

ceux qui y entreroient ne se pourroient empescher d'en cueillir. Ces Parterres auront vn arpent ou cinq quartiers d'estenduë chacun.

Les autres Parterres seront fermez de hayes faites de plusieurs arbrisseaux, & de perches pour les lier ensemble, ainsi qu'en plusieurs endroicts du Iardin Royal des Tuilleries.

Il faut auoir plusieurs grandes quaisses roullates pour les Plantes foibles & delicates des pays chauds qui craignent le froid des moindres rosees, pour les serrer l'Hyuer dedans les serres.

Que si l'on ne peut auoir des eaux de fontaines, il sera besoin de faire des pompes, lesquelles portant l'eau loing & haut, mesme iusques sur la motte, où sera vn grand reseruoir, afin de lascher les eaux peu à peu, pour faire côme de petits ruisseaux qui seruiront à arrouser les Plantes, & à en planter le long de leurs bords.

De là, s'il est besoin & plus propre, l'on pourra tirer des tuyaux qui la porteront par tout le Iardin, & la feront jalir en plusieurs endroicts pour l'vsage & pour la decoration.

Sera tres à propos, aux lieux ombreux de nostre motte, de faire des grottes pour y planter de toutes les sortes de capilaires, & que de leur creux ruissellent des eaux pour les tenir fraischement, ainsi que fontaines naturelles, autât vtiles pour ce dessein, que plaisantes pour l'œil.

Il faudra tenir en labour de charuë trois ou quatre arpents de terre, pour y semer le Panis, le Mil, le Ris, les Nigelles & les autres grains qui ayment cette sorte de culture.

Il y conuient aussi auoir trois ou quatre arpens de

pré, enuironnez de diuers Saules, où toutes les eaux &
eſgouts tant de la motte que de tout le Iardin, ſe viendront rendre dedans des canaux & mares creuſees à ce
deſſein, & pour les Plantes qui ayment le frais & les
eaux.

Les Parterres du Iardin dreſſez, il conuient recou-
urer le plus de Plantes que l'on pourra, tant arbres, arbriſſeaux & herbes pour les enrichir, qu'il faut chercher
non ſeulement dedans la campage, ſur les montagnes, és
marais, & autres lieux, mais encore dedans les jardins,
pour les domeſtiques.

Pour les chercher, il conuient employer ſix hommes,
voire dauantage, vacquans par la campagne & aux pro-
uinces eſtrangeres, auſquels il conuient donner gages.

Et pour cultiuer les Parterres de ce Iardin, & faire les
ouurages requis à ſon entretien, pluſieurs hommes ſeront neceſſaires, du moins ſix, aux ſaiſons les plus mor-
tes, & aux autres ſelon la neceſſité de la beſongne.

A ce nombre d'hommes ordinaires & domeſtiques,
conuiendra ioindre le ſeruice de pluſieurs cheuaux pour
les tombereaux & charettes ſeruans à porter la terre &
le fumier par le Iardin, & pour nombre d'autres ouurages difficils à exprimer.

Et puis voulant tenir des eaux diſtilées des Plantes,
des ſucs, des eſſences & des ſels, ſelon le memoire cy-
apres, & de toutes les Plantes, & de leurs parties: Il eſt
neceſſaire d'auoir quelqu'vn qui les cueille en temps &
âge conuenable les face ſeicher & les ſerrer pour les garder, afin d'en ſecourir ceux qui en auront beſoin.

Ce Iardin doit eſtre accompagné de ſes baſtimens di-
gnes de l'œuure Royale, ils ne peuuent moins auoir que

vingt quatre toifes de face, comprenãt deux grands pauillons où feront les logemens du Maiftre & de fes domeftiques, accouplez d'vn grand corps d'hoftel, auquel
feront les fales à faire les leçons: aux coftez des pauillons
feront les efcuries, & fur le deuant pour faire le quarré,
deux petits pauillons pour le logement des hommes de
la campagne

A l'vn des pauillons entrant dedans le Iardin, fera at-
taché vne grande galerie de cinquante toifes de long,
fur quatre de large, & fix de haut, ayant au bout vn pauillon : le bas de la galerie feruira à la diftillation des
Plantes, & le haut pour les conferuer feiches, & leurs
parties; laquelle doit eftre garnie d'armoires pour les
mieux garder.

Le plan que je donne reprefente en partie ce que def-
fus, fon eftenduë quarrée eft de cinquante arpens.

A & B font les deux pauillons, au milieu defquels, &
pour les accoupler, eft le corps d'hoftel : contenant les
falles pour faire les leçons.

A A Baffecourt pour les efcuries.

B B Pour ferrer les tombereaux & charettes.

C C Les petits pauillons pour le logement des eftran-
gers.

D La galerie de cinquante toifes de long, fur quatre
de large , & fix de haut.

E Pauillon au bout de la gallerie, pour loger les ouuriers feruans aux diftillations.

F Parterre du Roy.

G G G G Diuers Parterres du nom de plufieurs
perfonnes Celebres : le premier contenant plufieurs
Plantes rares , fera nommé le Parterre du Roy ; & les

autres ſelon qu'il conuiendra.

N Vn Pré & Saulſaye.

O Vn Mareſt.

La Montagnette & ſon ouuerture paroiſſent aſſez ſans les marquer.

Les autres ouurages ſe peuuent auſſi facilement conceuoir : le tout ſera faict en la meilleure diſpoſition poſſible ; aſſeurant qu'il s'y rencontrera plus de gentilleſſes que l'on n'en ſçauroit deſcrire.

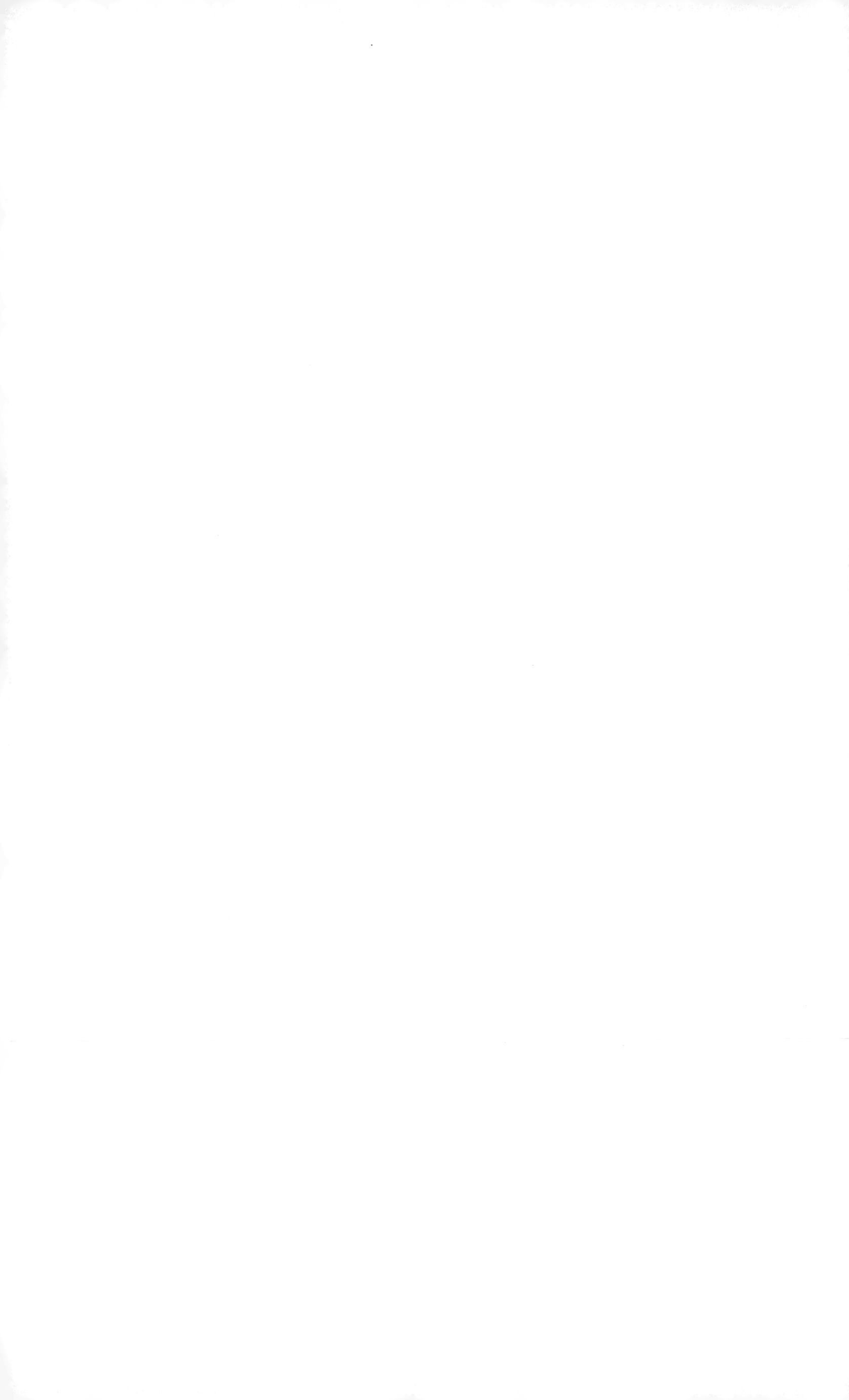

9 782019 640347